# NOTICE

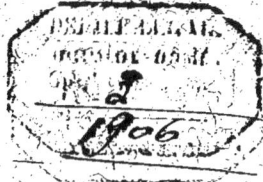

SUR

## LES EAUX DE SOURCES DU VALBELEIX

Destinées à l'alimentation

### DE LA VILLE DE CLERMONT-FERRAND

*Projet de MM. A. MACHEBEUF et E. GARNIER*

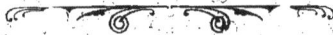

CLERMONT-FERRAND

IMPRIMERIE TYPOGRAPHIQUE ET LITHOGRAPHIQUE G. MONT-LOUIS

—

1906

# NOTICE

SUR

# LES EAUX DE SOURCES DU VALBELEIX

Destinées à l'alimentation

## DE LA VILLE DE CLERMONT-FERRAND

Projet de MM. A. MACHEBEUF et E. GARNIER

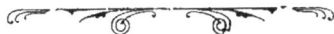

CLERMONT-FERRAND

IMPRIMERIE TYPOGRAPHIQUE ET LITHOGRAPHIQUE G. MONT-LOUIS

—

1906

# NOTICE

SUR

# LES EAUX DE SOURCES DU VALBELEIX

Monsieur le Maire,
Messieurs les Membres du Conseil municipal,

Depuis de nombreuses années la question des eaux d'alimentation pour la ville de Clermont-Ferrand a été l'objet d'une constante préoccupation de la part de toutes les municipalités qui se sont succédé jusqu'à ce jour. Vous témoignerez vous-mêmes de la plus vive sollicitude pour la solution de cette question qui intéresse au plus haut degré tous nos concitoyens dans les conditions essentielles de leur existence.

En effet, les eaux que possède actuellement la ville de Clermont-Ferrand (sources Marpon et des Combes), sont insuffisantes et elles ne paraissent pas donner toutes les garanties que réclame aujourd'hui l'hygiène des grandes villes. Le régime de la source Marpon est des plus variables. C'est à l'automne et pendant l'hiver que le débit est le plus faible ; au printemps et pendant l'été, au contraire, le débit augmente dans de notables proportions. La cause en est évidemment l'arrosage des prés de la vallée de Fontanas.

Sans vouloir rechercher davantage les causes de cette insuffisance, que vous trouverez développées dans le rapport de la Commission technique sur les eaux de la Pradat et de l'Allier, il y a lieu de constater que la quantité d'eau reconnue nécessaire pour une ville de l'importance de Clermont-Ferrand doit être de 200 et même de 300 litres par habitant, alors que le débit des deux sources dont la ville dispose actuellement ne peut donner, par habitant, qu'une moyenne de 130 litres : quantité absolument insuffisante pouvant avoir des conséquences fâcheuses pour l'hygiène et la santé publiques ainsi que pour le développement de la population.

C'est en considération de cet état de choses et en présence des efforts vainement tentés jusqu'à ce jour pour y remédier, que nous avons pensé de vous proposer, Messieurs, l'adduction à Clermont-Ferrand d'eaux de source remplissant toutes les conditions nécessaires et présentant toutes garanties désirables.

Ces conditions et garanties doivent être les suivantes :

1° Qualité des eaux ;

2° Quantité ;

3° Règlement avec les riverains.

## I. — QUALITÉ.

Les eaux que nous vous proposons sont situées sur la commune du Valbeleix, canton de Besse, au pied de la coulée de lave du puy de Montcineyre et comprennent cinq groupes de sources sortant de la coulée et se jetant d'un côté dans la Couze, dite Couze-Compains, et d'un autre côté dans la Gazelle, deux affluents de la Couze-Pavin. La situation de ces sources est exactement indiquée sur la carte jointe aux présentes.

La température de ces eaux, prise en été, est de 7°5.

Leur bassin d'alimentation est d'une étendue considérable. La masse des scories et pouzzolanes du puy de Montcineyre constitue un filtre parfait.

La région supérieure de ces sources jusqu'à Compains, c'est-à-dire sur une superficie de plus de 12 kilomètres, ne contient aucune habitation, il n'y a donc pas de contamination possible. Du reste, vous pourrez consulter, dans les annexes, le rapport de M. Giraud, maître de conférences à la Faculté des Sciences, collaborateur au Service de la Carte géologique de France, qui est formel à cet égard.

Les analyses de ces eaux ont été faites avec les plus grands soins par M. Gros, chef de votre Laboratoire municipal et membre du Conseil d'hygiène départemental. Les conclusions de ces analyses, que vous trouverez également aux annexes, indiquent que les eaux que nous vous proposons sont aussi pures et aussi bonnes qu'il est possible de le désirer.

Il ressort, en effet, de ces analyses, que tant au point de vue de l'alimentation proprement dite qu'au point de vue de leur utilisation industrielle, ces eaux sont absolument parfaites.

Nous croyons inutile d'insister sur les résultats de ces analyses faites par un praticien dont la haute compétence a acquis une autorité justement méritée.

## II. — QUANTITÉ.

Les groupes de sources dont nous nous sommes rendus acquéreurs donnent, d'après jaugeages faits les 3, 4, 5 et 6 octobre 1906, un débit minimum de 150 litres à la seconde.

Des jaugeages antérieurs et postérieurs ont donné un débit plus important, mais nous n'avons voulu retenir que celui des 3, 4, 5 et 6 octobre pour être bien certains de la quantité d'eau que nous pourrions vous offrir.

Il faut considérer, et nous appelons votre attention sur ce point, que nos études sur la quantité ont été faites à l'automne d'une année particulièrement sèche à la suite de plusieurs autres années presque aussi sèches. Nous croyons donc ne pas être taxés d'exagération en affirmant que la quantité de 150 litres à la seconde doit être considérée comme un minimum absolu.

Nous pouvons, du reste, vous montrer un point de comparaison qui doit être de nature à vous édifier complètement.

La ville de Clermont-Ferrand, il y a quelques années, a fait procéder à une étude sur les eaux de la Pradat. Dans le rapport dressé sur cette question par la Commission technique, il est indiqué pour ces eaux, comme maximum de débit à l'étiage, 93 litres à la seconde.

Le jaugeage que nous avons fait de ces sources, à la date du 15 octobre 1906, a donné la quantité de 25 litres à la seconde.

Ces vérifications ont été faites par M. Clayette, conducteur des Pont et Chaussées à Clermont-Ferrand, dont le rapport figure aux annexes.

Nous tenons à faire remarquer ici que nous comptons sur un débit moyen de 175 litres à la seconde et que les études pour la canalisation ont été faites pour amener cette quantité d'eau à Clermont-Ferrand.

Nous croyons cette quantité largement suffisante pour satisfaire à tous les besoins du présent et de l'avenir.

En effet, le régime des eaux du Valbeleix et celui des sources de Marpon sont essentiellement différents.

Pour les premières, la période des basses eaux est en été ; pour les secondes, elle a lieu en hiver. Ces deux groupes de sources se complètent donc et se suppléent. En établissant une moyenne, nous arrivons à un chiffre constant maximum de

20,000 mètres cubes par 24 heures pendant toute l'année, ce qui représente plus de 300 litres par tête d'habitant.

Il importe de signaler, comme conséquence, que l'amenée constante d'un pareil volume d'eau à Clermont-Ferrand aura pour effet de faire cesser, dans la distribution de l'eau, des arrêts que la pénurie nécessitait trop fréquemment, arrêts dont on connaît les déplorables effets tant au point de vue de l'hygiène qu'au point de vue de la sécurité en cas d'incendie.

## III. — Droits des Riverains.

La question des droits des riverains a appelé particulièrement notre attention. Après de longues et minutieuses études à cet égard, nous avons acquis la certitude que nous pouvions, sans le moindre danger, traiter de l'achat des sources du Valbeleix.

En effet, comme nous vous l'avons dit au commencement de cet exposé, les sources du Valbeleix se jettent, à leur émergence, les unes dans la Couze de Compains, les autres dans la Gazelle. Ces deux petites rivières alimentent quelques moulins et arrosent des prairies situées au-dessus et au-dessous du village du Valbeleix.

Elles s'écoulent ensuite jusqu'à Courgoul et Saurier, dans une vallée absolument aride, abrupte et très resserrée, où il n'existe aucune prairie ou usine.

Un peu au-dessus de Saurier, la Couze-Compains se jette dans la Couze-Pavin dont le débit est considérable et se chiffre à l'étiage, d'après les statistiques officielles du Ministère de l'Agriculture, par 2,000 litres à la seconde.

Tous les usiniers entre Saurier et Issoire sont largement approvisionnés puisqu'un moulin de 10 chevaux, ce qui est un maximum très rare dans la région, avec une chute de 2 mètres 50 seulement, ne demande que 400 litres à la seconde.

Les seules revendications justifiées étaient celles des riverains de la vallée du Valbeleix. Aussi avons-nous fait tous nos efforts pour les indemniser au préalable, et bien que le préjudice éventuel que pourrait leur causer le captage des sources du Valbeleix nous ait paru problématique, nous n'avons pas hésité et nous avons traité à l'amiable avec la presque totalité des intéressés, c'est-à-dire avec au moins les 9/10. Les exigences de trois ou quatre propriétaires, sans grande importance d'ailleurs, nous ont empêchés d'obtenir l'unanimité des traités. Mais nous avons la conviction qu'après avoir réfléchi ils n'attendront pas les aléas d'une décision judiciaire et qu'ils préféreront accepter une large rémunération pour un minime préjudice.

Nous estimons qu'il n'y a pas lieu de s'arrêter à la question des riverains de la vallée d'Issoire, nous croyons avoir démontré par le simple énoncé du relevé officiel du débit de la Couze-Pavin, entre Saurier et Issoire, qu'elle n'avait pas d'objet sérieux. Nous considérons qu'il ne saurait y avoir de préjudice et qu'en tous cas ce n'est pas à nous à le justifier. Nous sommes d'ailleurs à votre entière disposition pour vous fournir en Commission, si vous jugez à propos de nous les demander, tous les documents susceptibles de vous éclairer sur ce point. L'examen de la carte hydrographique de la région vous montrera la question sous son véritable jour et vous fera, nous en sommes convaincus, bientôt partager notre opinion.

En terminant l'examen de cette question des riverains, il y a lieu de noter que si l'adduction d'eau de rivières, et notamment celle de l'Allier pour Clermont-Ferrand, reste toujours réalisable, par contre, les eaux de source vraiment pures, dont la possession est recherchée partout, même au prix des plus grands sacrifices, deviennent de plus en plus rares dans notre région ; et il est à prévoir que dans un bref délai leur adduction deviendra impossible par suite de leur utilisation, tant pour les besoins de l'agriculture et de l'industrie que pour ceux de nombreuses communes recherchant leur alimentation en eau potable.

---

Nous croyons sage, dans l'intérêt de tous, de ne pas développer ici le côté financier de cet exposé pour ne pas donner au public l'occasion de discuter une question sur laquelle il ne peut être complètement éclairé. Les propositions dont nous vous entretiendrons peuvent en effet subir des modifications. Il importe, avant tout, de ne pas être gêné dans la discussion et de ne pas laisser s'égarer l'opinion publique.

Il nous a semblé plus rationnel de discuter en Commission, avec vous, l'étude du projet financier. Nous sommes à votre disposition dès que vous voudrez bien nous faire l'honneur de nous convoquer.

Nous en aurons fini quand nous vous aurons priés d'examiner avec la plus grande attention l'exposé que nous vous soumettons. Vous vous rendrez compte que nous avons fait tous nos efforts pour vous présenter une étude sérieuse et bien documentée. Cet exposé est sommaire, mais nous sommes prêts à vous fournir sur tous les points des renseignements aussi détaillés que possible et à le compléter sur toutes les questions qui ne vous paraîtraient pas suffisamment étudiées.

Nous n'avons qu'un désir, qui est le votre et celui de toute la population, c'est d'aller vite pour doter enfin Clermont d'une eau parfaite en qualité et quantité.

Clermont-Ferrand, décembre 1906.

A. MACHEBEUF, E. GARNIER.

# ÉTUDE HYDRO-GÉOLOGIQUE

DES

# SOURCES DU VALBELEIX

## Par J. GIRAUD

Maître de Conférences à l'Université de Clermont
Collaborateur adjoint au service de la Carte Géologique
Lauréat de l'Institut

# ÉTUDE HYDRO-GÉOLOGIQUE

DES

# SOURCES DU VALBELEIX

## I. — Situation des Sources

Les sources que nous avons étudiées sont situées sur le terri-
toire et dans les terrains communaux de la commune du Valbeleix, canton de Besse. Elles sortent toutes des flancs de la coulée
volcanique boisée, si pittoresque, qui s'étend du volcan de Montcineyre jusqu'à 1,200 mètres environ à l'Ouest du village du
Valbeleix, au hameau du Verdier, dans le fond de la vallée de
Compains, sur une longueur de plus de 8 kilomètres.

La coulée volcanique est limitée par deux ruisseaux : au
Nord, par la Gazelle, qui prend sa source au Nord du lac de
Montcineyre et ne traverse aucune agglomération ; au Sud, par
la Couze de Compains, qui prend sa source au S.-O. de ce village, entre le puy de la Vaisse et le Cros de Jolan et passe à
proximité des localités de Compains, La Ronzière et Belleguette.

Les sources, qui forment cinq groupes distincts, se déversent
les unes dans la Couze, les autres dans la Gazelle, après un
parcours nul ou très court. Ce sont :

1° *La source du Verdier*, qui sort du front même de la coulée, à
100 mètres environ en amont du hameau du Verdier, entre la
Gazelle et la Couze, à une altitude de 790 mètres ;

2° *La source du Moulin-de-Roux*, désignée sous le nom de
Font-Odonne, à une altitude de 825 mètres. Cette source, très
abondante, s'échappe du flanc S. de la coulée sur une longueur

de 10 mètres environ et se jette dans la Couze après un parcours
inférieur à 10 mètres ;

3° *Les sources de la Fond-de-Sac*, situées à 800 mètres en
amont des précédentes, à une altitude de 840 mètres, sortent
aussi du flanc Sud de la coulée par cinq griffons principaux et
arrivent à la Couze après un parcours moyen de 10 mètres ;

4° *Les sources de la Gazelle* sortent, à une altitude de 800 mètres, par deux griffons principaux, du flanc Nord de la coulée
et se déversent immédiatement dans la Gazelle ;

5° *Les sources du Moulin-de-Broslier* se déversent directement,
comme les précédentes, dans la Gazelle, par deux griffons, sur
le flanc Nord de la coulée, à une altitude de 840 mètres.

Toutes ces sources ont une température uniforme et constante
de 7°5.

## II. — Alimentation des Sources

### § 1ᵉʳ. — Bassin d'alimentation.

Le bassin d'alimentation des sources étudiées n'est qu'une
fraction, assez importante toutefois, du bassin de la Gazelle.
L'étude de la géographie physique et de la géologie de la région, résumée plus loin, montre, en effet, que les sources du Valbeleix ramènent au jour une grande partie des pluies tombées
dans les parties supérieures du bassin de la Gazelle.

Le petit ruisseau de la Gazelle prend sa source au N. du lac
de Montcineyre, au N.-E. du point coté 1,309. Il coule vers le
S.-S.-E et reçoit, à l'Ouest du lac, près de la route de Compains à Besse, vers l'altitude 1,140, des sources dont le débit est
très faible (5 litres à la seconde environ) et qui proviennent,
très probablement, du lac de Montcineyre. Un peu plus loin,
il reçoit l'émissaire peu important du lac de Bourdouze. La Gazelle s'incurve alors vers le S.-S.-E., coule à l'air pendant près
d'un kilomètre, puis atteint la coulée volcanique (vers le pont
de la route de Compains à Besse) et disparaît très rapidement.
Son parcours souterrain est d'environ 1,200 mètres. (Cette partie du cours a été figurée à tort sur la carte d'état-major.) Elle
ne reparaît au jour qu'au N.-N.-E. de Compains, à l'Ouest du
hameau des Costes, près de la route de Compains à Besse par
les Chirouzes, sous forme de belles sources, les sources des

Costes, dont le débit, d'environ 100 litres à la seconde, paraît sensiblement le même que celui de la Gazelle au moment de sa pénétration dans la coulée basaltique. Ces sources des Costes ne sont que des résurgences alimentées par le cours supérieur de la Gazelle.

Les sources du Valbeleix proviennent plus spécialement de la partie méridionale du bassin d'alimentation de la Gazelle, c'est-à-dire de la région du lac de Montcineyre. L'étude géologique montre, comme on le verra plus loin, que ces sources coulent dans le thalweg d'une ancienne vallée qui, du Valbeleix se dirigeait vers Compains et le lac de Montcineyre. Leur bassin spécial d'alimentation, figuré sur la carte annexée, représente un peu plus de la moitié du bassin total de la haute Gazelle.

a) *Bassin d'alimentation de la Gazelle.* — Le bassin d'alimentation de la Gazelle, dans son ensemble, délimité sur la carte ci-jointe, comprend une partie haute avec tout le bassin supérieur au-dessus de Compains et une partie basse n'intervenant pas dans l'alimentation des sources et qui sera étudiée sommairement avec le bassin de la Couze.

La partie supérieure de ce bassin alimentant d'une manière exclusive la Gazelle jusqu'à la hateur des Costes, près de Compains, et les sources du Valbeleix, doit retenir plus spécialement l'attention. Elle comprend la région montagneuse, couverte de pâturages ou de forêts, limitée par une ligne se dirigeant, au N. de Compains, des Costes jusqu'au point coté 1,255, à l'O.-N.-O. du lac de Bourdouze, passant ensuite au Nord de ce lac en se dirigeant à l'Ouest, puis se redressant sensiblement au Nord jusque vers le pittoresque Creux-de-Soucy ; elle s'incurve ensuite vers le Sud jusqu'au point 1,130, où elle prend une direction d'abord S.-E., puis E., pour venir rejoindre le milieu de la coulée basaltique au N. de Compains. Sa surface totale est approximativement de 15 millions de mètres carrés.

b) *Bassin d'alimentation des sources du Valbeleix.* — Dans le bassin principal des sources de la Gazelle, on peut facilement en isoler un second, n'utilisant que les eaux de la partie S.-O. et celles qui tombent sur une partie de la coulée basaltique jusqu'au Verdier.

Ce second bassin comprend d'abord le lac de Montcineyre avec les hauteurs qui le dominent au N., à l'O. et au S. et qui, toutes, lui envoient leurs eaux d'infiltration, puis le cône volcanique de scories de Montcineyre et toute la coulée basaltique épanchée dans le thalweg de l'ancienne vallée et qui concentre toutes les eaux qu'elle reçoit vers l'ancien lit. Ces eaux ne reparaissent au jour qu'au voisinage du Valbeleix : ce sont les sources étudiées. Il n'y a pas de mélange sensible, comme on le verra plus loin, entre ces eaux souterraines et celles de la Gazelle ou de la Couze, aussi la délimitation de ce bassin secondaire alimentant exclusivement les sources est-elle pleinement justifiée. La surface de ce bassin secondaire est légèrement supérieure à la moitié de la surface totale du bassin de la haute Gazelle et peut être approximativement évaluée à 9 millions de mètres carrés.

c) *Partie inférieure du bassin de la Gazelle et bassin de la Couze.* — L'étendue du bassin inférieur de la Gazelle, des Costes au Verdier, délimitée sur la carte, jointe à celle du bassin du petit ruisseau de Chavaissière (Chavisseyre de la carte d'état-major), est d'environ 9,300,000 mètres carrés.

La Couze-Compains, avec ses affluents, draine de même, jusqu'à la hauteur du Valbeleix, une surface approximative de 30 millions de mètres carrés. Ces deux bassins ne fournissent aucun apport aux sources ; il sera toutefois intéressant de rechercher, un peu plus loin, la quantité d'eau tombée sur leur bassin et celle qui alimente les rivières.

§ 2. — Quantité d'eau reçue par le bassin d'alimentation.

Il est facile, grâce aux documents précis recueillis par M. Plumandon et si consciencieusement publiés par lui, d'établir avec une approximation suffisante la quantité d'eau annuellement déversée par les pluies sur ces différents bassins.

M. Plumandon a relevé les observations faites à Besse pendant 28 ans (1872 à 1899) et il en a déduit une moyenne annuelle de 1,230 millimètres d'eau de pluie. Besse est situé à 1,040 mètres d'altitude. L'altitude moyenne du bassin d'alimentation est d'au moins 100 mètres supérieure à celle de Besse. Or, comme la quantité des précipitations atmosphériques augmente assez rapidement avec l'altitude, on peut être assuré d'arriver à des évaluations au-dessous de la vérité, en admettant ce nombre de 1,230 millimètres comme moyenne des pluies dans le bassin d'alimentation et en négligeant l'eau, cependant en quantité appréciable, condensée sous forme de rosée ou de givre.

La quantité totale de pluie qui tombe annuellement, en moyenne, sur le bassin de la haute Gazelle, peut donc être évaluée approximativement à $15,000,000 \times 1,230 = 18,450,000$ mètres cubes.

En raison de l'importance des forêts, de l'épaisseur du gazon et de la haute altitude, on peut admettre que la moitié de cette eau s'imbibe dans le sol et alimente les sources. Ce serait donc

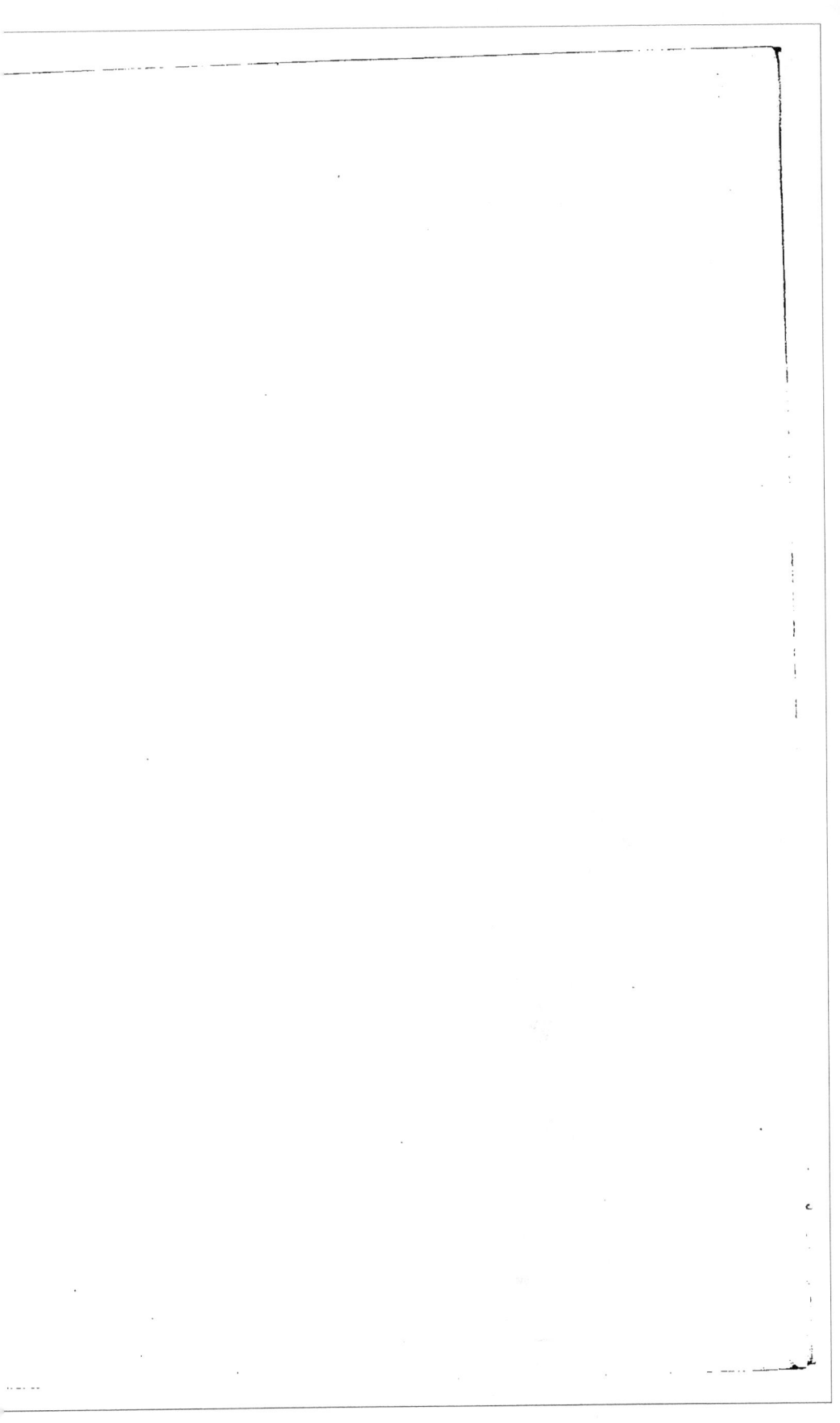

# RÉPARTITION

des pluies tombées à Besse *(Altitude 1040ᵐ)*

dans le cours de l'année

d'après les moyennes de chaque mois

établies après 28 années d'observations (1872-1889)

*D'après M. Plumandon*

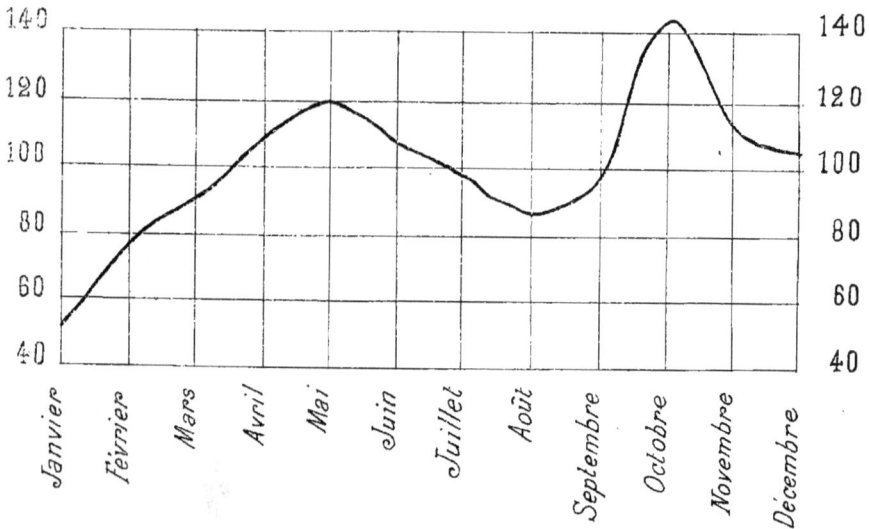

# RÉPARTITION

des pluies tombées au Puy-de-Dôme *(Altitude 1467.ᵐ)*

dans le cours de l'année

d'après une moyenne de 27 années (1879-1905)

*D'après Mᴿ Plumandon*

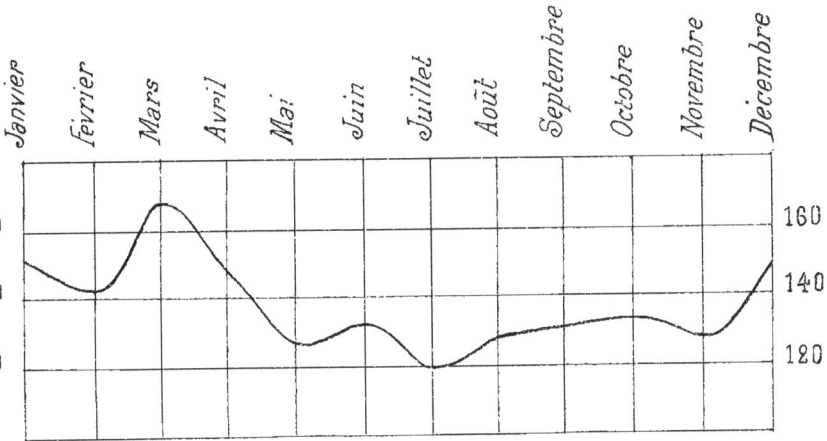

Janvier  Février  Mars  Avril  Mai  Juin  Juillet  Août  Septembre  Octobre  Novembre  Décembre

160  160
140  140
120  120

*Débit moyen (en mètres cubes) des Sources de Marpon, des Combes, de Royat*

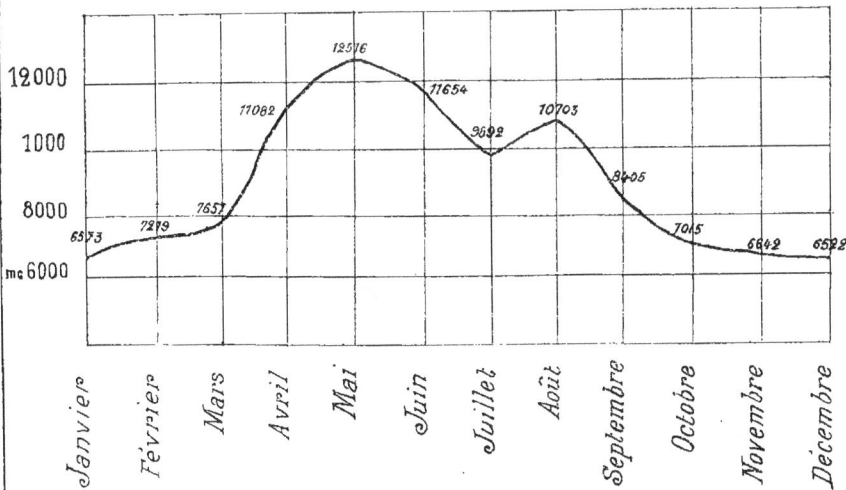

12000
1000
8000
mc 6000

6573  7219  7657  11082  12516  11654  9692  10703  8405  7045  6642  6592

Janvier  Février  Mars  Avril  Mai  Juin  Juillet  Août  Septembre  Octobre  Novembre  Décembre

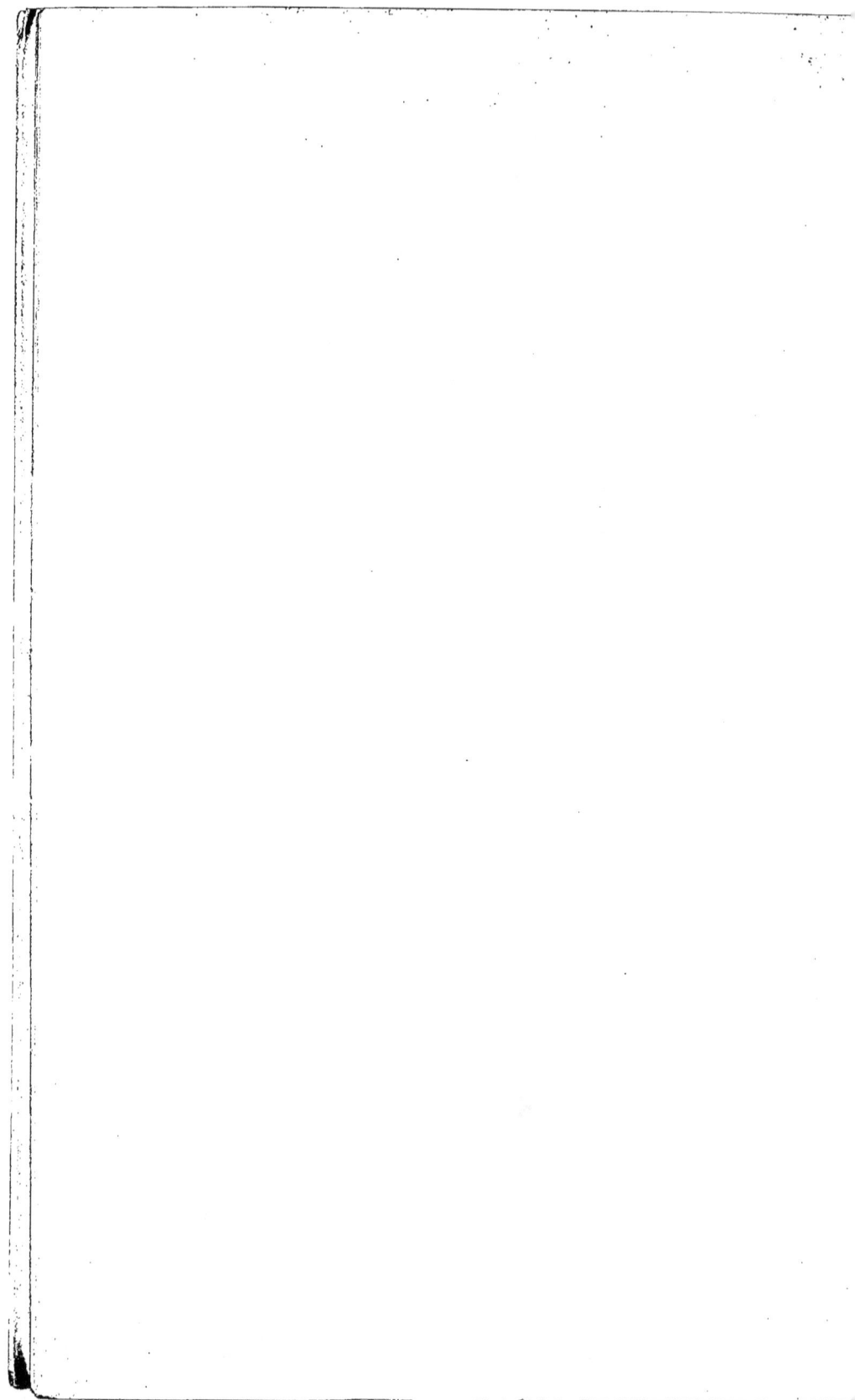

une masse de 9,225,000 mètres cubes qui pénétrerait dans le sol et arriverait à la Gazelle et aux sources. Le débit moyen en serait de 292 litres à la seconde.

Le bassin restreint des sources du Valbeleix reçoit, pour sa part, 11,070,000 mètres cubes, sur lesquels 5,535,000 pénètrent dans le sol et assurent aux sources un débit moyen de 175 litres à la seconde.

La Gazelle débiterait, dans le même temps, à la hauteur des Costes, 117 litres. Ce sont sensiblement les chiffres observés en octobre dernier.

*Constance du débit des sources.* — Les sources du Valbeleix présentent un régime beaucoup plus constant que la Gazelle. Ce ruisseau subit en effet des variations très sensibles, tandis que les sources ont un débit très peu variable.

Les jaugeages effectués les 3, 4, 5 et 6 octobre 1906, au moment où la plupart des sources de la région étaient taries, où des rivières telles que la Couze d'Ardes, dans la plaine de Saint-Germain-Lembron, étaient à peu près à sec, ont donné le nombre de 150, très voisin, cependant, de la moyenne annuelle.

De nouveaux jaugeages, effectués depuis cette date, ont montré une légère tendance à l'augmentation. Des observations personnelles qui remontent à 1892, les constatations journalières des habitants de la région, sont d'accord pour établir que le régime de ces sources est très constant. Elles augmentent cependant jusqu'en janvier et février, où elles atteignent leur débit maximum : leur volume irait ensuite en diminuant très faiblement jusque vers avril et se relèverait de nouveau. Mais les écarts restent très faibles et, de l'avis unanime, la quantité d'eau observée en octobre dernier peut être considérée comme un minimum qui n'avait pas été atteint depuis plus d'un demi-siècle.

Cette constance du régime des eaux s'explique suffisamment, comme on le verra par la suite, par l'excellence du filtre naturel que les eaux de pluie traversent sur plusieurs kilomètres avant de réapparaître aux griffons des sources. Le lac de Montcineyre, qui ne possède pas d'émissaire aérien, alimente en outre, d'une manière certaine, par infiltrations souterraines à travers la masse des scories du volcan, une partie de ces sources et contribue à assurer la constance de leur débit.

*Comparaison du débit des sources du Valbeleix et de celles utilisées par Clermont.* — On est frappé, en examinant les courbes publiées par M. Plumandon, de leur concordance avec celles du débit des sources. Dans la courbe établie pour Besse, sur une moyenne de 28 années et qui est reproduite aux annexes, on observe, en mai, un premier maximum de 120 millimètres, et en octobre un second maximum, beaucoup plus important, qui accuse une moyenne mensuelle de 142 millimètres. Ce fait d'un maximum de pluie en octobre paraît d'ailleurs général dans toute cette région montagneuse du Mont-Dore : à Egliseneuve-d'Entraigues, un premier maximum se produit en juin avec 103 millimètres et le maximum de l'année est observé en octobre avec 117 millimètres ; de même à Latour-d'Auvergne où le maximum absolu, 139 millimètres, se produit aussi en octobre. Si l'on rapproche ces résultats des observations faites sur les sources du Valbeleix, on peut constater que le maximum de débit se produisant en janvier-février est la conséquence du maximum de pluies d'octobre. Cela supposerait pour les sources un parcours souterrain minimum de trois mois; des expériences décrites plus loin, bien que négatives, permettent d'admettre la vraisemblance de cette hypothèse.

Mais il est un autre rapprochement qui s'impose et qui peut être fait d'une manière plus complète. On connaît, en effet, le débit normal des différentes sources utilisées par la ville de Clermont et il est intéressant de rapporter à la suite de la courbe des quantités de pluies tombées au puy de Dôme, celles du débit global mensuel des sources de Clermont s'alimentant dans cette région du puy de Dôme. Le maximum des pluies se produit en mars, un second maximum, beaucoup plus faible, en juin, le minimum annuel se produit en juillet ; la courbe se relève en août-septembre et passe par un nouveau minimum en octobre-novembre.

Or, la courbe des débits accuse un maximum annuel en mai, un second maximum en août, avec minimum absolu en janvier. La courbe des débits reproduit donc celle des pluies avec un retard de deux mois : le maximum des pluies de mars se fait sentir deux mois plus tard, en mai, le maximum de juin se retrouve en août. Le minimum du mois de juillet se fait sentir en septembre, mais tandis que la courbe des débits devrait se relever, comme celles des pluies, à partir de septembre, elle continue au contraire à baisser jusqu'en janvier. Ce fait tient sans doute aux irrigations qui sont supprimées pendant les derniers mois de l'année et ne contribuent plus à l'alimentation des sources (1).

Le caractère complémentaire du débit des sources du Valbeleix et de celles de Clermont a trop d'importance pour qu'il soit nécessaire de le mettre mieux en relief : *le maximum de débit des sources du Valbeleix se produit précisément et régulière-*

_____

(1) Cette conclusion se trouve confirmée par l'examen de la courbe de la quantité de pluie moyenne à Orcines, assez différente de celle du puy de Dôme: les maxima s'y produisent en mai-juin et septembre.

*ment au moment où le débit minimum est réalisé aux sources de Clermont.*

*Débit de la Couze et du cours inférieur de la Gazelle.* — Il semble intéressant, au point de vue de la quantité relative des eaux des sources du Valbeleix et du dommage causé aux riverains par leur adduction, d'indiquer sommairement les richesses en eau du bassin inférieur de la Gazelle et du bassin de la Couze en limitant cet examen à la hauteur du Valbeleix, un travail semblable étant annexé pour le cours de la Couze en aval de ce village.

Le bassin inférieur de la Gazelle avec celui du ruisseau de Chavaissière offre, on l'a vu plus haut, une surface de 9,300,000 mètres carrés. Le bassin de la Couze et de ses affluents, jusqu'au Valbeleix, représente une surface de 30,000,000 mètres carrés. Ce qui représente, pour ces deux bassins, une surface totale de 39,300,000 mètres carrés. En supposant que les 0,40 de la masse d'eau tombée pénètrent dans le sol de ces bassins moins boisés, le cours d'eau qui en résulterait débiterait annuellement au Valbeleix 15,720,000 mètres cubes, ce qui correspond à 498 litres à la seconde. En y joignant les 117 litres que renferme la Gazelle aux Costes, à l'entrée dans le bassin inférieur, on obtient, pour la *rivière du Valbeleix*, après le confluent avec le ruisseau de Chavaissière, *un débit annuel moyen de 615 litres à la seconde et cela après l'adduction des sources du Valbeleix.*

## III. — Étude géologique du bassin d'alimentation.

La région du Valbeleix et de Montcineyre est formée de gneiss recouverts par des coulées ou des projections volcaniques. Toutes les vallées profondes sont entaillées dans les gneiss. Les hauts plateaux qui les dominent sont protégés par d'épaisses coulées basaltiques très anciennes (Pliocène supérieur), puisqu'elles s'épanchèrent jadis dans les vallées et que l'érosion a creusé depuis, sur leurs bords, de nouvelles vallées sur 300 mètres de hauteur.

Les produits meubles, cendres, scories, qui ont accompagné ces abondantes émissions de laves, ont été entraînés par les érosions atmosphériques et, les coulées, plus résistantes, subsistent seules.

Une de ces immenses nappes volcaniques avait recouvert (au Pliocène supérieur) la grande vallée qui s'étendait alors sur tout l'espace compris entre Valbeleix et Besse. Le travail de l'érosion avait aussitôt commencé à creuser des sillons suivant les lignes de plus grande pente, les avait approfondis jusqu'à la base de la coulée d'abord, puis le substratum gneissique plus tendre avait été atteint et rapidement excavé en profondes vallées de 300 ou 400 mètres de profondeur, que nous observons encore aujourd'hui. Des glaciers aidèrent d'ailleurs activement dans cette œuvre d'érosion.

La profonde vallée du Valbeleix, s'étendant vers Compains à l'Ouest, puis remontant vers le N.-O., était ainsi à peu près creusée, au début de l'époque quaternaire, jusqu'à son niveau actuel, lorsque de nouveaux volcans entrèrent en activité : le volcan de Montcineyre d'abord, puis celui de Montchal.

Le volcan de Montcineyre s'ouvrit dans le fond de la vallée entaillée dans le gneiss. Il recouvrit la plus grande partie du bassin d'alimentation actuel de la Gazelle d'une épaisse couche de pouzzolanes et de scories dont la hauteur dépasse souvent 30 mètres, et il émit en même temps une longue coulée de lave qui recouvrit le fond de la vallée jusqu'à une distance de 8 kilomètres.

Le cours d'eau forma alors, en arrière de ce barrage naturel, le pittoresque lac de Montcineyre. Le cône de Montcineyre a certainement été dégradé par le temps qui a fait disparaître une notable partie des scories qui forment sa masse, mais l'érosion n'a pas été suffisante pour ouvrir un chemin dans les matériaux volcaniques à l'eau accumulée et le lac n'a, à aucune époque, déversé ses eaux par un émissaire superficiel.

L'eau s'y renouvelle cependant et s'écoule, d'une manière continue, dans la partie Sud, par des infiltrations à travers les scories. Le cours d'eau souterrain qui prend ainsi naissance, filtre dans les pouzzolanes et les scories volcaniques, en descendant toujours jusqu'à ce qu'il ait atteint l'ancien thalweg de la vallée qu'il suit alors jusqu'à l'extrémité de la coulée, où il alimente les sources du Valbeleix. Ce cours d'eau souterrain, — bien faible, sans doute, car le lac s'approvisionne exclusivement aux petites sources qui sortent près de ses bords et son bassin d'alimentation délimité sur la carte est très restreint — reçoit toute l'eau de pluie tombée sur le cône et sur sa longue coulée, et aussi des affluents venus des parties occidentales du bassin, qui continuent à suivre, sous la coulée, les anciennes lignes de ruissellement depuis longtemps ébauchées.

L'ancienne vallée, désormais remblayée par la coulée, affectait alors la forme d'un U à branches écartées, dont le fond, occupé par la lave, était convexe. Deux thalwegs secondaires avaient ainsi pris naissance et servirent désormais de lit aux eaux descendant des parties Nord et Sud du bassin. Le travail

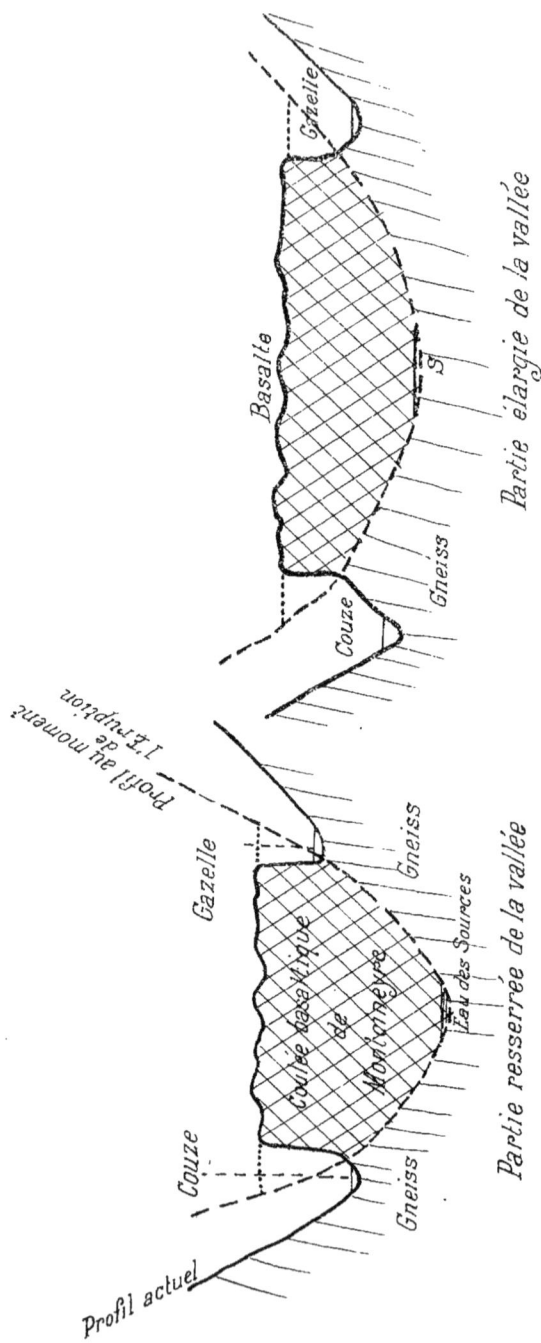

Coupes transversales de la coulée de Montcineyre

en plusieurs points de la vallée
entre Compains et le Valbeleix

Trajet souterrain de l'eau des Sources

Profil au moment de l'éruption

Gazelle

Couze

Profil actuel

Gneiss

Coulée basaltique de Montcineyre

Gneiss

Eau des Sources

Partie resserrée de la vallée

Basalte

Gazelle

Couze

Gneiss

Partie élargie de la vallée

Compains

Gazelle

Gneiss

Gneiss

Couze

s

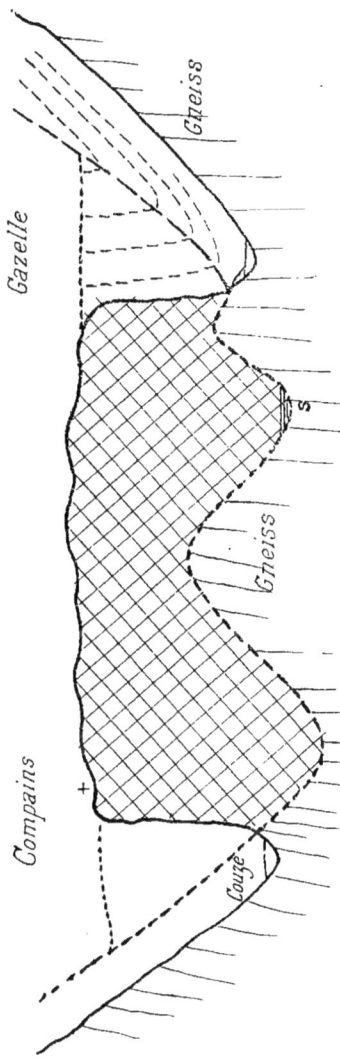

Coupe à la hauteur de Compains .- Résurgence de la Gazelle aux Costes

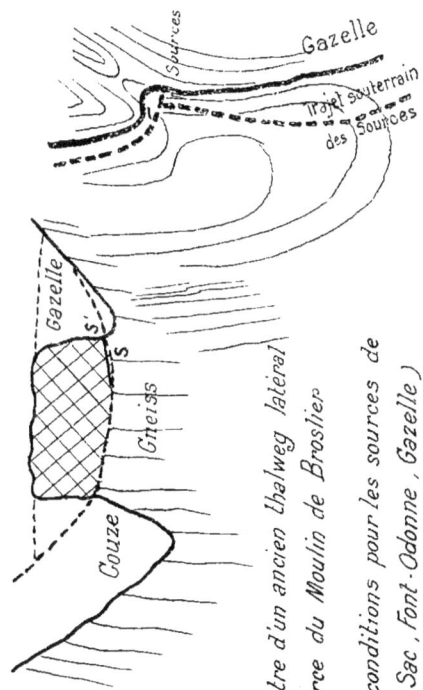

Gazelle

Couze

s

Gneiss

Terminaison de la coulée
Source du Verdier

Gazelle

s'

s

Couze

Gneiss

Rencontre d'un ancien thalweg latéral
Source du Moulin de Broslier

( Mêmes conditions pour les sources de
Font de Sac , Font-Odonne , Gazelle )

Sources

Gazelle

Trajet souterrain
des Sources

Carte schématique

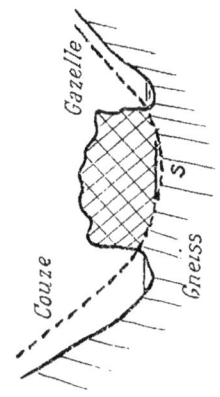

de l'érosion commença aussitôt et deux nouvelles vallées, suivant les nouveaux thalwegs, creusées en partie dans la coulée et surtout aux dépens des flancs gneissiques, apparurent et se développèrent de plus en plus, mettant en relief la masse volcanique.

La Couze, plus importante en raison des plus grandes dimensions de son bassin, creusa son lit plus rapidement que la Gazelle, aussi, à partir de Compains, la vallée de la Couze est-elle de 8 ou 10 mètres plus profonde que celle de la Gazelle, sur une même normale à l'axe de la vallée.

Près de Compains, le travail d'érosion n'a pas encore atteint la base de la coulée ; plus bas, au contraire, à 2 kilomètres environ du Valbeleix, vers les sources de la Fond-de-Sac, le substratum gneissique est entamé par la Couze. La Gazelle, moins avancée dans son travail d'érosion, n'atteint (à part un point spécial près des Costes) le gneiss que beaucoup plus bas, à 600 mètres environ de son confluent avec la Couze.

Une double arête gneissique isole, sous la lave, le cours d'eau souterrain qui ne peut s'échapper qu'à l'extrémité de la coulée et aussi, plus haut, à la Fond-de-Sac notamment, en des points où, par suite des sinuosités du fond et la rencontre des thalwegs d'anciennes vallées latérales, la Couze et la Gazelle actuelles se sont suffisamment rapprochées du thalweg principal ancien pour éroder le bord gneissique qui le limite, ou refluer par l'ancien thalweg de la vallée latérale affluente.

La série des profils réels, avec indication en pointillé des parties souterraines que l'étude géologique permet d'affirmer exactes, montre suffisamment les différents stades de ce travail d'érosion à des points de plus en plus éloignés de l'origine de la vallée.

Cet exposé géologique un peu long montre que l'ensemble des bassins de la Couze et de la Gazelle est, en réalité, drainé par trois cours d'eau voisins et cependant distincts : deux superficiels, au N. et au S., la Gazelle et la Couze, reçoivent les eaux des parties septentrionale et méridionale des bassins d'alimentation et creusent de plus en plus leur lit dans le basalte et le gneiss, sur les flancs de la coulée ; le troisième cours d'eau souterrain occupe le fond de l'ancienne vallée et se trouve alimenté par les eaux de la partie occidentale du bassin. Son débit plus faible, la protection que lui assure la coulée contre les agents d'érosion, font que le creusement de son lit est beaucoup plus lent.

On doit se demander pourquoi les eaux de la Gazelle qui s'infiltrent, comme on l'a vu, au Nord de Compains et disparaissent dans les scories, n'atteignent pas le thalweg ancien et ne

viennent pas grossir les sources du Valbeleix au lieu de reparaî-
tre, près de Compains, aux Costes, entre le gneiss et le basalte?

L'examen géologique permet de résoudre ce problème. On
peut affirmer tout d'abord que l'ancienne vallée de la Gazelle
et celle où s'est formé le lac de Montcineyre étaient distinctes à
l'origine et ne se réunissaient qu'en un point situé un peu à
l'Est des Costes. La colline qui borde le lac de Montcineyre au
Nord est, en effet, formée par le basalte ancien des plateaux
recouvert de scories récentes; cette colline n'a pas été traversée
par la Gazelle qui coulait vers le E.-S.-E., et dont le cours, dans
cette partie, n'était pas modifié par la formation du cône volcanique. La vallée qui a été barrée par le volcan provenait
de l'O.-N.-O. du lac et se continuait ensuite vers le S.-E.,
prolongeant directement le tronçon de vallée La Ronzière-
Compains. C'était la vallée principale au moment de l'éruption. Elle recevait, plus bas, à l'Est de Compains, l'affluent qui
est devenu la Gazelle. Cet affluent, qui avait vu la partie inférieure de son cours recouverte par des scories volcaniques, a
suivi son ancien lit et, pendant longtemps, a dû grossir le cours
souterrain principal. Mais, par suite du travail de creusement
opéré sur le bord Nord de la coulée par les ravins descendant
du puy de Monteny, le niveau du fond de la petite vallée latérale ayant été atteint, le cours d'eau souterrain de la Gazelle
a été libéré et s'est désormais écoulé à l'air libre dans le lit
creusé par les torrents, sur le bord septentrional de la coulée.
Aux Costes, en effet, au point où les premières résurgences de
la Gazelle apparaissent, le gneiss s'élève à 8 mètres au-dessus
du fond de la vallée et supporte la coulée scoriacée qui n'a pas
plus de 2 mètres d'épaisseur ; c'est bien le bord aminci de la
coulée qui apparaît. Plus bas, l'érosion est suffisamment avancée pour montrer que la coulée a partout une épaisseur moyenne
de 10 à 15 mètres ; les bords, plus minces, ont disparu.

De ces faits, que la géologie démontre exacts mais qu'il est
difficile d'établir d'une manière rigoureuse dans ce rapport qui
ne peut être technique, on peut déduire quelques conclusions
importantes :

1° *Indépendance des eaux des sources du Valbeleix et de celles
de la Couze et de la Gazelle* et, par suite, sécurité absolue au
point de vue de la contamination des eaux profondes par les
eaux superficielles. Cette assurance est particulièrement importante pour les eaux de la Couze qui, partout, sont à un niveau
plus bas que celles des sources. Les eaux de la Couze sont les
seules qui reçoivent les eaux ménagères d'agglomérations importantes telles que Compains, La Ronzière, Belleguette ;

2° *Extrême difficulté de contaminer, même volontairement,*

*les eaux des sources.* Ces sources coulent, depuis la région de Montcineyre, dans une couche de scories qui tapisse le fond de la vallée ancienne, sous une épaisseur de lave compacte de 10 à 20 mètres. Les qualités filtrantes de cet appareil seront mises en évidence plus loin. On pourrait presque dire que ces qualités sont superflues, car l'eau de cet appareil est de l'eau à peu près chimiquement pure : eau de pluie ou eau de source accumulée dans un immense réservoir de 7 millions de mètres cubes (lac de Montcineyre) ;

3° *Facilité du captage des sources* par un procédé dans le détail duquel il ne semble pas utile d'entrer ici, mais qui, dirigé par un géologue, offrirait une sécurité absolue et pour une durée illimitée ;

4° Enfin, *persistance indéfinie des sources,* assurée par ce fait que les deux vallées aériennes qui limitent la coulée au N. et au S. ont déjà creusé leur lit au-dessous du thalweg ancien sans que les sources qui l'occupent aient pu s'infiltrer dans le sol et atteindre les cours d'eau situés à un niveau inférieur. Le lit des sources est colmaté et, leur bassin d'alimentation étant indépendant et ne risquant pas d'être absorbé par les cours d'eau voisins, la constance du débit des sources est assurée pour l'avenir.

## QUALITÉS DU FILTRE. — EXPÉRIENCES A LA FLUORESCÉINE.

Le régime souterrain des eaux n'a pu être établi qu'à la suite d'une étude attentive et détaillée, commencée depuis de longues années d'ailleurs, de tout ce bassin. Il a fallu vérifier les assertions de quelques habitants qui affirmaient des communications souterraines entre certains points du cours de la Gazelle et d'autres points situés sur le versant de la Couze.

Si les expériences de coloration à la fluorescéine, qui ont été faites d'une manière cependant sérieuse, n'ont donné aucun résultat positif à cet égard, elles ont en revanche démontré l'extrême lenteur de la filtration à travers la masse de scories et de basalte et par là même l'excellence du filtre.

Cent grammes de fluorescéine ont été versés le 17 octobre 1906, à 5 h. 1/2 du soir, dans un petit canal d'irrigation débitant 15 litres environ à la seconde, situé dans un pré, dit de Lestour, sur la rive droite de la Gazelle, à 3 kil. 500 environ du Valbeleix (point A de la carte hydrographique). Les eaux de ce canal devaient se déverser, au dire de quelques personnes, vers la Couze, à la hauteur de la Fond-de-Sac. Toutes les sources et les deux rivières en aval ont été aussitôt mises en observation, d'une manière très sérieuse, du lever au coucher du soleil. Le 21 octobre, à 6 heures du matin, 150 grammes de fluorescéine sont de nouveau versés au même endroit, puis, le lendemain, même quantité à midi, afin d'être bien certain que la couleur ne passera pas inaperçue pendant la nuit. La surveillance, très étroite, a continué jusqu'au 4 novembre, sans qu'une trace de coloration ait été observée. Or, le trajet entre le pré de Lestour et la Fond-de-Sac est d'environ 700 mètres et, dans le cas, improbable, où les eaux de la Gazelle pourraient se déverser du côté de la Couze, elles mettraient plus de 18 jours pour franchir 700 mètres. Le cas paraît improbable, car si les eaux de la Gazelle pouvaient réellement se déverser directement dans celles de la Couze, comme la Couze est plus basse, ce trajet souterrain serait depuis longtemps suivi et la Gazelle aurait été déjà absorbée par la Couze. Mais aucune trace de coloration n'a été observée, malgré des prélèvements fréquents et des examens en solution alcaline sur fond noir, en aucun point des rivières ou des sources.

Une autre expérience, qui n'a pu être suivie aussi longtemps, n'a pas donné de résultats plus démonstratifs. 500 grammes de fluorescéine ont été versés, le 19 octobre, près du pont de la Gazelle, au N. de Compains, à 150 mètres en amont du point où les eaux du ruisseau s'infiltrent et disparaissent dans les scories. Le 28 octobre, aucune coloration n'avait été observée dans le cours inférieur de la Gazelle, ni aux sources du Valbeleix, mais la surveillance des sources des Costes, près de Compains, n'a pu être établie d'une manière assez certaine pour que l'on soit renseigné sur ce point.

QUALITÉ DES EAUX. — Toutes ces expériences, bien que peu concluantes, permettent cependant d'affirmer l'extrême lenteur avec laquelle la masse filtrante de scories, de pouzzolanes et de basalte laisse passer les eaux. La qualité du filtre est encore établie par ce fait que jamais — et l'on peut, à cet égard, interroger les gens les plus âgés de la région — jamais les eaux des sources du Valbeleix n'ont montré le moindre trouble après les pluies les plus abondantes et les plus persistantes. La source du Verdier, par exemple, émerge toujours aussi pure, aussi fraîche, aussi limpide, au milieu de deux ruisseaux qui, au moment des fortes crues, roulent leurs eaux bourbeuses à quelques mètres de son petit bassin.

L'analyse chimique montre suffisamment la pureté de ces eaux pour qu'il soit utile d'insister sur ce point. Une simple promenade dans le bassin d'alimentation donnerait aux plus sceptiques, aux plus prévenus contre les sources (1), avec la plus entière confiance, la sécurité la plus absolue dans l'emploi de ces eaux.

Le bassin d'alimentation comprend, en effet, ces hauts pâturages si peu fréquentés en été, recouverts d'une épaisse couche de neige et déserts en hiver, où il n'existe ni hameaux, ni villages ; dans le bassin restreint des sources du Valbeleix, il existe au maximum deux ou trois maisons habitées temporairement. A cette partie, richement gazonnée, s'ajoutent les grands bois de pins et de hêtres qui recouvrent le cône de Montcineyre et toute sa coulée jusqu'au Valbeleix. Tout ce bassin ne reçoit donc que des eaux de pluie aussi pures qu'on peut le désirer, et ses sources pourraient déjà être consommées immédiatement sans aucune crainte. Mais, par un luxe de précautions naturelles qu'il faut bien signaler, toutes ces eaux tombent sur des pouzzolanes, sur des scories accumulées dans tout le bassin supérieur des sources du Valbeleix, sur une hauteur de 15 à 100 mètres et plus. Elles trouveraient là un filtre parfait pour s'épurer s'il était nécessaire. Mais ce n'est pas tout : l'eau filtrée est désormais soustraite aux chances de contamination par une épaisse couverture de lave et de scories qui l'accompagne jusqu'aux griffons des sources sur un parcours de plus de 8 kilomètres. Dans le cas même où il se produirait des infiltrations de la Gazelle vers ces sources, la filtration serait plus que suffisante pour que ces eaux, elles-mêmes de bonne qualité, se débarrassent complètement des germes qu'elles auraient pu recevoir.

Bien que les propriétés chimiques de ces eaux soient examinées d'autre part, il est impossible de ne pas faire remarquer l'étroite corrélation de leur composition et de la nature de leur bassin. L'alimentation constante des sources est assurée, pour une faible partie, par des eaux de source qui ont suivi — et cela ressort de l'examen du bassin de réception — un faible parcours souterrain. Aussi la minéralisation des eaux du lac est-elle extrêmement faible et, d'après l'analyse faite par M. Delebecque, le 20 juin 1892, leur résidu par litre est de 0 gr. 0346. Les eaux de pluie qui concourent pour une plus grande partie, par leur infiltration à l'alimentation des sources, sont encore plus pures puisqu'elles peuvent être considé-

---

(1) Il en existe en effet dans les régions calcaires où les eaux de sources ne sont, le plus souvent, que de mauvais cours d'eau souterrains, non filtrées, souvent très souillées et beaucoup plus dangereuses, par la trompeuse sécurité qu'inspire leur fraîcheur relative, que les eaux de rivières aériennes ; les expériences de la ville de Paris suffiraient d'ailleurs à justifier cette défiance.

rées comme de l'eau distillée. Le parcours souterrain de ces eaux, entre le lac ou ses abords et les sources du Valbeleix, les enrichit en silice, en magnésie empruntées soit aux feldspaths et aux micas de gneiss du sous-sol, soit au péridot des laves. Mais leur teneur en substances minérales, toutes empruntées aux roches traversées, reste remarquablement faible.

Quant aux craintes que pourrait inspirer la présence d'un lac dans le bassin d'alimentation, elles ne résistent pas à un examen même superficiel. Le lac est alimenté par des eaux de sources très pures ; les chances de contamination naturelle n'existent pas. Il faudrait alors admettre la malveillance, mais comment souiller d'une manière grave une masse d'eau pure de 37 hectares de surface, de 18 mètres de profondeur représentant un volume de 7 millions de mètres cubes ! Et fût-elle souillée, ce qui paraît impossible, le filtre naturel de pouzzolanes, de scories, de lave que l'eau traverse si lentement sur plus de 8 kilomètres, suffirait à la purifier.

On peut conclure à l'excellente qualité des eaux des sources du Valbeleix qui sont, en réalité, des eaux de pluie filtrées, c'est-à-dire des eaux à peu près chimiquement pures, légèrement minéralisées par un long parcours à travers une masse filtrante parfaite qui lui cède quelques-uns de ses éléments minéraux les plus solubles. On peut affirmer sans crainte que la ville qui les utilisera sera parmi les plus favorisées.

# RÉSUMÉ ET CONCLUSIONS

Les eaux des sources du Valbeleix proviennent des pluies tombées sur les hauts plateaux déserts, gazonnés ou boisés, de la région située au Nord de Compains, autour du lac et du volcan de Montcineyre. Ces eaux, à peu près chimiquement pures et qu'aucune cause sérieuse de contamination ne peut atteindre, après avoir traversé une masse filtrante parfaite de pouzzolanes et de scories, sont protégées sur tout leur parcours et jusqu'aux griffons des sources, sur une longueur de plus de 8 kilomètres, par une épaisse coulée basaltique déserte et boisée.

La masse d'eau déversée annuellement sur le bassin d'alimentation assure une quantité minimum de 11 millions de mètres cubes qui donnent un débit moyen de 175 litres à la seconde.

La constance de ce débit est assurée par la masse énorme et la qualité du filtre et aussi par la présence d'un immense réservoir naturel, le lac de Montcineyre, alimenté par des eaux très pures, et qui emmagasine une masse d'eau d'au moins 7 millions de mètres cubes.

La durée indéfinie de ce débit est garantie par l'examen géologique de la région. Aucune cause naturelle de dérivation de ces sources ou de diminution de leur bassin d'alimentation (excepté, bien entendu, des cataclysmes imprévus tels que volcans ou tremblements de terre) ne peut survenir.

La masse annuelle totale de l'eau des différents cours d'eau qui se réunissent au village du Valbeleix est, en dehors des sources étudiées, de plus de 15 millions de mètres cubes, ce qui correspond à un débit moyen d'au moins 600 litres à la seconde.

Enfin, le débit des sources du Valbeleix, très constant, subit une légère augmentation en janvier-février, précisément à l'époque où les sources actuellement utilisées par Clermont ont leur débit le plus faible.

Clermont-Ferrand, le 14 décembre 1906.

J. GIRAUD.

Clermont-Ferrand, le 15 décembre 1906.


Messieurs Machebeuf et Garnier,

J'ai l'honneur de vous adresser sous ce pli les résultats des analyses chimiques et bactériologiques des eaux prélevées par moi-même, le 2 octobre 1906, dans la commune du Valbeleix.

Par leur température à la source, leur limpidité, leur composition chimique dépendant de leur origine géologique, leur faible teneur en chlore, substances azotées et matières organiques, ces eaux peuvent être considérées comme parfaites au point de vue de l'alimentation publique.

Par leur faible résidu, leur faible proportion de chaux, elles deviennent très précieuses au point de vue de leur utilisation industrielle.

L'analyse bactériologique prouve aussi qu'un bon captage en fera des eaux absolument stériles.

En résumé, ces eaux sont parmi les meilleures que j'ai eu l'occasion d'analyser.

Veuillez agréer, Messieurs, l'assurance de mes sentiments dévoués.

L. Gros.

## Tableau comparatif des Analyses chimiques et bactériologiq

| | 1ᵉʳ oct. 1906. | 2 oct. 1906. | 2 oct. 190 |
|---|---|---|---|
| Date du prélèvement........ .......... | 1ᵉʳ oct. 1906. | 2 oct. 1906. | 2 oct. 190 |
| Commune......................... | Clermont-Fd. | Valbeleix. | Valbeleix |
| Nom de la source.................... | Prise au Laboratoire | Moulin-de-Roux. | Font-de-Sac. |
| | | | |
| Température de l'eau................. | 10° 25 | 7° 5 | 7° 5 |
| Température de l'air................. | 19° | 18° | 20° 5 |
| Degré hydrotimétrique total........ .... | 4ᵉ 4 | 6° 1 | 3° 8 |
| — — permanent..... . | 3° 6 | 5° | 2° 9 |
| Extrait sec à 110°..................... | (1) 123 ᵐᵍ | 120 | 91 |
| — au rouge.................. | 92 | 90 | 70 |
| Silice............................... | 38 | 29 | 25 |
| Chaux............................... | 13 | 26 | 12 |
| Magnésie............................ | 7 | 3 | 5 |
| Chlore.............................. | 5 | 2.8 | 2.8 |
| | | | |
| Oxygène emprunté : | | | |
| 1° Au permanganate alcalin.......... | 0.893 | 0.554 | 0.529 |
| 2° Au permanganate acide............ | 0.902 | 0.554 | 0.604 |
| Azote albuminoïde................... | néant. | néant. | néant. |
| — ammoniacal. ................. | néant. | néant. | néant. |
| — nitreux........................ | néant. | néant. | néant. |
| — nitrique. ...................... | 5.49 | néant. | néant. |
| — | | | |
| Colonies aérobies par cent. cube........ | 10 | 2 | 20 |
| Gélatine liquéfiée au bout de........... | 7 jours | | |
| Colonies liquéfiantes. ...... .......... | 6 | 1 | 0 |
| — non liquéfiantes............... | 4 | 1 | 20 |
| Moisissures......................... | 1 | 0 | 2 |
| Bouillon phéniqué 2/1000............. | néant. | néant. | néant. |
| Milieu Elsner....................... | néant. | néant. | néant. |
| Recherche de l'Indol............. ..... | néant. | néant. | néant. |
| Sérodiagnostic....................... | négatif. | négatif. | négatif. |

(1) Les chiffres sont exprimés en milligrammes par litre.

*es eaux du Valbeleix et des eaux de l'Allier.*

| 2 oct. 1906.<br>Valbeleix.<br>La Gazelle. | 2 oct. 1906.<br>Valbeleix.<br>Le Verdier. | 2 oct. 1906.<br>Valbeleix.<br>Ruisseau La Gazelle. | 2 oct. 1906.<br>Valbeleix.<br>Ruisseau La Couze. | 9 janv. 1905.<br>Cournon.<br>Rivière de l'Allier. | 27 fév. 1905.<br>Cournon.<br>Rivière de l'Allier<br>en face de Nezel. |
|---|---|---|---|---|---|
| 8°2 | 7°5 | 9"6 | 12°4 | 1°25 | 4° |
| 19° | 21° | 19" | 20"5 | 8°5 | 6°5 |
| 3°7 | 3°8 | 4°2 | 4°7 | 3" | 5 |
| 2°9 | 2°9 | 3°3 | 3°5 | 3° | 4"5 |
| 93 | 94 | 88 | 92 | 92 | 117 |
| 73 | 79 | 75.5 | 74 | 64 | 69 |
| 25 | 26 | 25 | 26 | 11 | 10.5 |
| 11 | 12 | 13 | 13 | 14.5 | 17 |
| 6 | 6 | 6 | 6 | néant. | |
| 2.8 | 2.8 | 2.8 | 2.8 | 7 | 8.4 |
| | | | | | |
| 0.252 | 1.008 | 0.856 | 0.780 | 1.436 | 1.638 |
| 0.252 | 1.764 | 0.882 | 1.033 | 2.142 | 2.268 |
| néant. | néant. | néant. | néant. | néant. | néant. |
| néant. | néant. | néant. | néant. | néant. | néant. |
| néant. | néant. | néant. | néant. | néant. | néant. |
| néant. | traces. | néant. | néant. | 2"4 | néant. |
| | | | | | |
| 2 | 2 | 90 | | nombreuses. | 25 |
| | | 5 | | | 10 |
| 1 | 1 | 40 | | nombreuses. | 25 |
| 1 | 1 | 50 | | | |
| 0 | 0 | 10 | | | 10 |
| néant. | néant. | néant. | | | néant. |
| néant. | néant. | néant. | | | néant. |
| néant. | néant. | néant. | | | néant. |
| négatif. | négatif. | négatif. | | | négatif. |

Le 15 décembre 1906.

L. GROS.

COMMUNE DE VALBELEIX

# DÉBIT DE SOURCES

*En vue d'une adduction d'eau pour la ville*
*de Clermont-Ferrand.*

## Projet de MM. Machebeuf et Garnier

BANQUIERS A CLERMONT-FERRAND

Des recherches qui ont été faites dans la commune du Valbeleix ont fait connaitre des sources pour lesquelles nous avons été appelé à donner notre avis au point de vue débit.

Les débits des sources dénommés ci-dessous ont été obtenus par écoulement en déversoir.

Les déversoirs établis étaient en mince paroi; des canaux en planche avaient été installés avec une largeur égale à la longueur des déversoirs, afin d'éviter toute contraction de la veine liquide.

La formule employée aux calculs est la suivante :

$$q = 0.4431 \, l \, h \sqrt{2 \, g \, h}$$

dans laquelle q représente le débit;
l la longueur du déversoir;
h la hauteur de la lame d'eau,
et enfin g l'accélération pendant l'unité de temps, soit 9,808 à la seconde.

Il y a lieu de considérer l'année 1906 comme une année particulièrement sèche, permettant de compter les débits des sources à leur plus bas étiage, étant donné surtout que dans la contrée, les années 1904 et 1905 ont été également des années sèches.

Les débits ont été constatés :

1° *Pour les sources du Moulin-de-Broslier, le 3 octobre 1906.*

Les eaux sourdent sur la rive droite du ruisseau de la Gazelle.

Leur débit a été obtenu par différence entre les débits de ce ruisseau immédiatement en aval et immédiatement en amont du point de la Gazelle où viennent s'écouler les eaux de ces sources.

En aval, un déversoir de $1^m00$ de longueur avec une lame de $0^m06$, nous donnait un débit de 28 lit. 8 ..................... 28 lit. 8

En amont, le même déversoir nous donnait, avec une lame de $0^m 015$ : 3 lit. 6 ............................... 3 lit. 6

Différence pour l'apport des sources............. ..... 25 litres

2° *Pour la source du Verdier, le 3 octobre 1906.*

Un déversoir de un mètre de longueur, avec une lame de $0^m 047$ de hauteur, nous donnait un débit de 25 litres ............. 25 litres

3° *Pour les sources de la Gazelle, le 4 octobre 1906.*

Ces eaux sourdent sur la rive droite du ruisseau de la Gazelle.

Leur volume a été obtenu, comme pour les sources du Moulin-de-Broslier, par différence.

En aval du point d'émergence, le ruisseau de la Gazelle, avec un déversoir de un mètre de longueur et une lame de $0^m 07$, donnait un débit de trente-six litres........................... 36 litres

En amont, le même déversoir, avec une lame de $0^m 042$, donnait dix-huit litres........................ ...... 18 litres

Différence pour l'apport des sources.................. 18 litres

4° *Pour les sources de la Font-de-Sac, le 5 octobre 1906.*

Ces eaux sourdent sur la rive gauche de la rivière de la Couze.

Elles forment quatre sources et une infinité de sourcettes et suintements.

La première source que nous appellerons Numéro 1, la plus basse, près d'un rocher sous lequel elle sort :

Avec un déversoir de cinquante centimètres et une lame d'eau de 0^m 035 de hauteur, elle produit un débit de 6 lit 4........  6 lit. 4

Les 2^e et 3^e sources et tous les suintements et sourcettes forment un petit ruisselet qui se jette dans la Couze.

Ce ruisselet, avec un déversoir de 0^m 50 de longueur et une lame de 0^m 04 de hauteur, donne un débit de.........  8 lit. »

La source n° 4, la plus en amont, forme deux griffons. Déversoir de 0^m 50. — Lame de 0^m 032. — Débit 5 lit. 6..  5 lit. 6

Total pour les sources de la Font-de-Sac.............  20 litres

5° *Pour les sources du Moulin-de-Roux, le 6 octobre 1906.*

Ces eaux sourdent sur la rive gauche de la Couze, un peu en avant du moulin de Roux. A cause de la longueur du front d'épanchement, nous les avons dérivées dans deux canaux.

Le déversoir établi sur le canal en aval donnait, avec une lame de 0^m50 de largeur et de 0^m07 de hauteur, un débit de.......  18 litres

Le déversoir établi sur le canal en amont donnait, avec une lame de un mètre de largeur et de 0^m 85 de hauteur, un débit de....  ...............................  49 litres

Soit, au total, pour le débit des sources du Moulin-de-Roux  67 litres

En récapitulant le débit de ces sources, on a :

Sources du Moulin-de-Broslier.......  25 litres.
Source du Verdier................  20  —
Sources de la Gazelle...........  18  —
Sources de la Font-de-Sac.........  20  —
Sources du Moulin-de-Roux........  67  —

Soit au total.........  150 litres par seconde.

Fait et présenté par le soussigné, conducteur des Ponts et Chaussées.

A Clermont-Ferrand, le 10 octobre 1906.

CLAYETTE.

# COMMUNE D'AYDAT

## VILLAGE DU PONTEIX

*Débit des sources de La Pradat le 14 octobre 1906.*

Le 14 octobre 1906, invité par MM. Machebeuf et Garnier, banquiers à Clermont-Ferrand, à constater le débit des sources de la Pradat, dans la commune d'Aydat, nous nous sommes rendu sur les lieux et avec un déversoir à mince paroi de $0^m 71$ de longueur et une lame d'eau de $0^m 07$, nous avons reconnu un débit de vingt-cinq litres à la seconde................................... **25 litres**.

La formule employée aux calculs est la suivante :

$$q = 0^m 443\ l\ h\ \sqrt{2\,g\,h}$$

dans laquelle q représente le débit ;
l la longueur du déversoir ;
h la hauteur de la lame d'eau,
et enfin g l'accélération pendant l'unité de temps, soit ;
9,808 à la seconde.

L'année 1906 est une année particulièrement sèche, on peut admettre en général que les sources sont à leur plus bas étiage.

Clermont-Ferrand, le 15 octobre 1906.

CLAYETTE.

Clermont-Fd. — Imp. G. Mont-Louis

38

www.ingramcontent.com/pod-product-compliance
Lightning Source LLC
Chambersburg PA
CBHW071320200326
41520CB00013B/2839